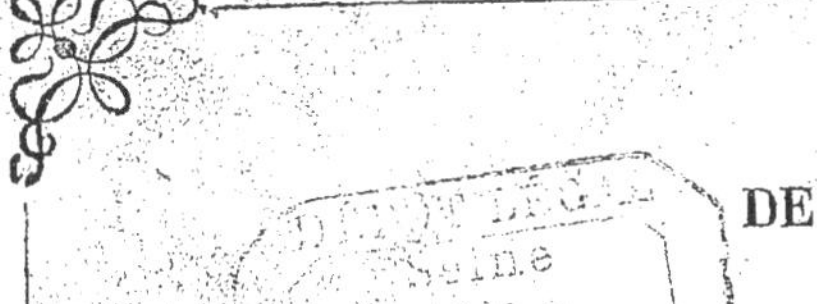
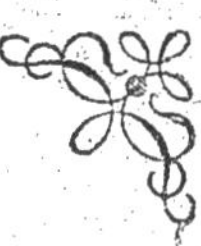

DE
L'EXPLORATION DES BALLES

DANS LES PLAIES PAR ARMES A FEU

DES OS ET DES ARTICULATIONS,

Par le Dr Ô. LECOMTE,

Médecin-major, Professeur agrégé à l'École du Val-de-Grâce.

PARIS

LIBRAIRIE DE LA MÉDECINE, DE LA CHIRURGIE ET DE LA PHARMACIE MILITAIRES

VICTOR ROZIER, ÉDITEUR,

Rue Childebert, 11,

Près la place Saint-Germain-des-Prés.

1863

DE

L'EXPLORATION DES BALLES

DANS LES PLAIES PAR ARMES A FEU

DES OS ET DES ARTICULATIONS,

PAR LE Dr O. LECOMTE,

Médecin-major, professeur agrégé à l'École du Val-de-Grâce.

PARIS

LIBRAIRIE DE LA MÉDECINE, DE LA CHIRURGIE ET DE LA PHARMACIE MILITAIRES

VICTOR ROZIER, ÉDITEUR,

RUE CHILDEBERT, 11.

Près la place Saint-Germain-des-Prés.

1863

Imprimerie de Cosse et J. Dumaine, rue Christine, 2.

DE
L'EXPLORATION DES BALLES

DANS LES PLAIES PAR ARMES A FEU

DES OS ET DES ARTICULATIONS.

Le titre de ce travail paraîtra long sans doute; mais, plus court, il en eût mal défini l'objet. Comme il s'applique, non à l'ensemble des cas si divers, mais à certains cas spéciaux où l'exploration des projectiles est incertaine et épineuse, nous devions, dès le début, l'indiquer suffisamment. Ce qu'il exprime clairement encore, c'est que nous agitons une simple question de diagnostic. Un tel sujet d'ailleurs, ne saurait être sans utilité. C'est une vérité vulgaire que le diagnostic a une importance considérable : ce qui, de près ou de loin, s'y rattache a un vif attrait, et les recherches modernes ont sur ce point doté la science de découvertes précieuses que tout le monde connaît.

La chirurgie militaire, le jour où l'invention des armes à feu lui ouvrit un nouveau champ d'études, se trouva en face de plaies, empruntant un caractère de haute gravité à des complications multiples. Parmi ces complications, une des plus fréquentes, est la présence des corps étrangers au sein des tissus lésés. Dès l'origine, elle put frapper tous les esprits ; et l'on vit bientôt la nécessité d'une prompte extraction, sentie, à peu d'exceptions près, par tous les chirurgiens, produire ces instruments dont le nombre embarrasse et étonne. Mais, à côté de la *méthode d'extraction*, comprenant les instruments et les règles de leur emploi, et avant elle, même, il dut y avoir une *méthode d'exploration*. On dut avoir et on eut en effet des moyens explorateurs, avec des préceptes sur la recherche et le diagnostic des projectiles. Ces moyens explorateurs ont été décrits, ces préceptes enseignés, dans le cours de trois siècles et demi, de Jean de Vigo à nos jours, par presque tous les chirurgiens qui, dans les écoles ou dans les livres, ont parlé des plaies d'armes à feu.

Après tous leurs travaux, fécondés par une si vaste expérience, sur tant de champs de bataille, il était bien permis de penser que tout était dit et que rien ne restait à faire sous ce rapport. Cependant voici qu'un fait isolé, une observation unique, semble remettre bien des choses en question. A l'occasion de ce fait entouré de tant de bruit, qu'on comprend tout de suite ce dont il s'agit, les moyens employés jusqu'alors pour l'exploration des balles paraissent insuffisants. Une balle méconnue est longtemps abandonnée dans la région tibio-tarsienne, *région dangereuse*, aux yeux même des rares chirurgiens qui croient à la tolérance de nos tissus pour les projectiles de plomb. Elle séjourne à une profondeur minime pendant plusieurs mois, en un lieu où les instruments ont accès, et le doigt même à une certaine époque. Il n'existe, en outre, aucun des obstacles généralement reconnus à la découverte des projectiles. Enfin, après des explorations répétées et infructueuses, on a recours à des moyens d'investigation nouveaux et qu'on propose de tous côtés à l'envi.

Il est impossible qu'un tel fait ne suggère pas de sérieuses réflexions ; il demande à être commenté, car il y a là un enseignement d'une grande importance pratique, et cet enseignement, quel qu'il soit, doit, tôt ou tard, surgir de l'examen obligé d'une série de questions qui s'imposent à l'esprit. Est-ce donc là, en effet, un fait rare, avec des difficultés insolites? La science n'offre-t-elle rien de comparable? Quelle circonstance extraordinaire a pu obscurcir, égarer le diagnostic? Les modes anciens d'exploration étaient-ils fatalement impuissants? ou pouvaient-ils être appliqués avec plus de succès, l'étant d'une manière plus rigoureuse ou plus complète? Les nouveaux instruments explorateurs devaient-ils être créés? Etaient-ils indispensables dans l'observation à laquelle il est fait allusion? Sinon, pourraient-ils être utiles dans d'autres cas exceptionnellement? Voilà autant de questions qu'il importe visiblement de résoudre.

Quant à l'à-propos d'une telle étude, on est fort à l'aise pour parler de la blessure du général Garibaldi, maintenant que l'extraction du projectile a fait cesser l'émoi, dû à un ordre d'idées dont l'intérêt scientifique se dégage seul aujourd'hui. Si nous discutons longuement ce fait, avons-nous besoin de dire que c'est uniquement en raison de cet intérêt et pour la solution d'un problème, qui va si directement à l'adresse de la chirurgie militaire? Nous le ferons, en outre, d'autant plus librement qu'une critique impartiale et indépendante, nous paraît facile à concilier avec la déférence envers des chirurgiens éminents dont on peut se séparer sur des faits particuliers, sans cesser d'être d'accord avec tout le monde sur leur grande et légitime autorité.

Ces considérations préliminaires donnent une idée suffisante de l'intérêt, de l'objet et de l'esprit de ce travail, qui comprendra deux parties principales : 1° l'une réservée au compte rendu analytique et critique de l'observation qui en est le point de départ ; — 2° l'autre, où nous chercherons à résoudre les questions qui ont été posées plus haut. Nous exposerons ailleurs le plan et les divisions de cette seconde partie.

§ 1er.

La relation du fait lui-même (blessure du général Garibaldi) sera fort concise. Les développements porteront presque exclusivement sur les opinions, qui ont été émises relativement à la présence et au siége de la balle, et dont une publicité exceptionnelle a fait une sorte de consultation très-authentique et souvent contradictoire. Les documents dont nous nous servirons seront tous pris d'ailleurs dans la presse médicale.

Voici d'abord un résumé très-succinct de l'observation : Coup de feu reçu le 30 août 1862. Le projectile pénètre au-dessus de la malléole interne du pied droit. Plaie à un seul orifice, produite par la balle d'un tirailleur ou bersagliere (volumineuse, cylindro-conique). Sur le champ de bataille même, un chirurgien, croyant reconnaître une saillie à la partie antérieure et externe de l'articulation, en avant de la malléole péronéale, fit une incision longitudinale de deux centimètres. Ne trouvant rien, il réunit. Pansement simple, fomentations froides.

Depuis cette époque jusqu'à l'extraction de la balle, pratiquée, le 23 novembre, par l'habile chirurgien M. Zanetti, nous omettons tout ce qui a trait à l'appareil mis en usage, aux médications topiques, aux complications générales et locales intercurrentes, pour nous attacher exclusivement à la question du diagnostic. Nous constaterons seulement à ce point de vue que la balle ne fut pas retrouvée à l'extérieur ; on remarqua toutefois qu'elle avait traversé le pantalon, le cuir de la botte et la chaussette de laine.

Nous avons hâte d'arriver aux avis consultatifs, qui ne pourront être discutés d'ailleurs sans faire mention des phénomènes de la lésion et de leur évolution pathologique, et sans donner ainsi le complément de l'observation. Le premier chirurgien qui vit le blessé crut à l'existence de la balle dans la plaie, puisqu'il fit une incision en un point que nous avons indiqué. Le trajet de cette plaie a-t-il été exploré? Comment l'a-t-il été? Il n'en est rien dit.

Dans les jours qui suivent, l'opinion prédominante est celle de la non-existence de la balle. Partagée par plusieurs chirurgiens italiens, chirurgiens ordinaires de Garibaldi, ou praticiens célèbres des principales villes de la péninsule, elle est hautement avouée par le savant professeur Porta, dans un article de la *Gazetta méd. ital. lomb* (1). Après avoir constaté (2) que l'examen extérieur ne fournissait aucun indice de la présence du

---

(1) *Gazette des hopitaux* (traduction de M. Antonin Martin, médecin aide-major de 1re classe), 25 sept. 1862.

(2) La blessure datait d'un peu moins de six jours quand eut lieu cet examen.

projectile, ce chirurgien nous apprend qu'il pratiqua l'exploration directe à l'aide d'un stylet boutonné. Cet instrument fut introduit par la plaie, qui siégeait à la base de la malléole interne et offrait l'aspect d'une large fente oblique, dirigée de haut en bas, d'avant en arrière, longue d'un peu plus de 2 centimètres et large de moitié. « Il vint « heurter contre la face externe de la malléole tibiale, à « une profondeur de quelques lignes sous la peau ; mais, « en lui imprimant quelques mouvements, il pénétra sans « difficulté dans une fissure de la malléole elle-même, qui « le retint emprisonné. En le dirigeant alors un peu en « bas, on le fit pénétrer à 3 centimètres; là, il s'arrêta « tout à coup contre un os qui n'était évidemment que la « poulie de l'astragale. » Le stylet ne permit de découvrir aucun déplacement d'esquilles, aucune saillie, aucun bruit de choc qui pût faire soupçonner la présence du projectile. Notons que l'exploration a pu être faite avec la lenteur et le calme désirables, car il est expressément dit qu'elle ne fut pas très-douloureuse.

Tous les chirurgiens présents inclinèrent vers cette idée, que la balle n'était pas dans la plaie ; et il est fort curieux de connaître les considérations sur lesquelles s'appuie le professeur Porta. Elles peuvent se résumer ainsi : 1° La malléole tibiale intéressée ne présente qu'une fissure à sa base ; 2° l'astragale non fracturée, non perforée, remplit toute la mortaise ; 3° entre cet os et la malléole fracturée, il n'existe ni espace vide, ni trajet traumatique, en avant, en arrière, au-dessus ou au-dessous. Ainsi ce sont de simples signes rationnels qu'on invoque. La balle n'est pas dans la plaie, parce que la fente osseuse, très-étroite, n'a pu lui donner passage, parce qu'on ne trouve entre les os aucun espace où elle pourrait se loger. La sensation fournie par le stylet, dont on a dit à peine quelques mots, n'est même plus rappelée dans ces conclusions, fondées sur des raisons indirectes, négatives. De telles raisons, il faut le reconnaître, ne sont que spécieuses. L'expérience a démontré depuis longtemps, combien le plus souvent était nul, au point de vue de la certitude diagnostique, ce défaut apparent de proportion entre le volume du projectile d'une part, le trajet et le fond de la plaie de l'autre. Nous verrons plus tard que cette remarque s'applique parfaitement aux lésions osseuses.

Quoi qu'il en soit, ces raisons, dont la valeur ne saurait être bien décisive aux yeux de ceux qui connaissent la facilité, attestée par maints exemples, avec laquelle les projectiles, même très-gros, se dissimulent dans les régions insuffisantes à les contenir en apparence, ces raisons, disons-nous, prévalurent généralement. C'est à elles, et à d'autres encore peut-être, que souscrivit un chirurgien anglais venu de Londres, M. Partridge, qui se rangea au même avis. Mais cette opinion perdit bientôt du terrain. Des douleurs vives, un état général inquiétant, compliqué d'une affection rhumatismale masquant, prétendait-on, l'invasion de la pyohémie, furent probablement la cause véritable du retour des esprits vers l'hypothèse de la présence de la balle. Cette idée prit place de plus en plus autant dans les préoccupations du public, que dans la pensée des chirurgiens.

Cependant on dit que M. Palasciano de Naples s'était déjà très-catégoriquement prononcé dans ce sens.

C'est alors que l'intervention de M. Nélaton fut réclamée et commença une série de documents qu'il importe d'étudier avec grand soin. Bien loin de nous la pensée de chercher à affaiblir, en quoi que ce soit, les témoignages flatteurs dont ce savant professeur a été l'objet, ni la croyance vraie et si répandue d'une influence favorable exercée par ses conseils. Mais il est essentiel, au point de vue de notre thèse, que le jugement porté par M. Nélaton soit très-exactement apprécié. On peut, dans son intervention, distinguer deux phases. La première se rapporte à l'examen direct qu'il a fait de la blessure à la Spezzia; on en trouve un récit qui ne saurait être plus authentique, puisqu'il est de l'auteur lui-même, dans la *Gazette des hôpitaux* (1), où a été insérée la *Note à consulter*, laissée aux chirurgiens italiens. La seconde comprend les avis ultérieurs qui ont pu être envoyés de Paris, avec un instrument nouveau dont nous parlerons plus tard. On peut lire le compte rendu de cette seconde phase dans une leçon clinique du professeur, publiée dans le même journal (2) et reproduite jusque dans la presse extra-scientifique.

Il résulte pour nous de la lecture attentive de la *Note à consulter*, qu'après sa visite à la Spezzia, M. Nélaton n'a pas formulé un diagnostic positif et complet, n'a pas indiqué le siége précis de la balle. Il a affirmé sa présence ; mais il

---

(1) *Gazette des hôpitaux*, 4 novembre 1862.

(2) *Idem*, 29 novembre 1862.

n'a pas dit d'une manière certaine et sans réserves : *elle est là;* la situation du projectile n'a pas été irrévocablement fixée. La relation chirurgicale commence bien, il est vrai, par une affirmation nette, mais elle se continue par des hypothèses restrictives, et surtout se termine par le doute le plus explicite. Il est facile de le prouver à l'aide de citations partielles, mais auxquelles on ne pourra reprocher d'altérer, par un groupement arbitraire de phrases détachées, la signification réelle du mémorandum chirurgical.

Le chirurgien introduit « par la plaie, qui est de forme « ronde et a trois centimètres de diamètre », un stylet qui pénètre sans douleur. « Alors, dit-il, le dirigeant transver« salement, à deux centimètres et demi, je fus arrêté par « un corps dur, résistant, rendant à la percussion un bruit « sourd, bien différent de ce bruit sec qui résulte du contact « avec le tissu compacte nécrosé, et ne donnant pas non plus « l'idée d'un frottement sur la surface rugueuse du tissu « spongieux. » Plus loin il ajoute, après avoir noté le peu de développement des symptômes locaux et les conditions satisfaisantes de l'état général : « *Il est évident* que la balle est, « non pas dans l'articulation, mais dans le voisinage; que le « corps rencontré par le stylet, à *deux centimètres et demi* « de l'ouverture d'entrée, n'est autre que le projectile logé « dans la dépression placée au-devant de la poulie de l'as« tragale, sur le col de cet os. »

En présence de ces assertions qui paraissent si formelles, il semble que le diagnostic soit posé sans appel; mais il n'en est rien. M. Nélaton énumère ensuite les signes rationnels pouvant concourir à fortifier la conviction dans la présence de la balle, direction du coup de feu, forme cylindro-conique du projectile, perforation de la botte et du bas dans lesquels la balle n'a pas été retrouvée, issue de fragments de cuir, etc., et il continue ainsi : « Enfin je rappellerai cette « sensation particulière, ce bruit sourd développé au « contact du stylet, *sensations qui peuvent bien laisser* « *quelques doutes dans l'esprit*, mais qui étant rapprochées « des autres éléments de diagnostic, *me paraissent fournir* « *plus que des probabilités.* » On est déjà loin de l'évidence énoncée ci-dessus ; mais plus bas les réserves et le doute qui commencent déjà à poindre ici vont bien mieux se caractériser. Se posant le grave problème de la conduite à tenir, le professeur consulté, conseille la dilatation du canal traumatique et ultérieurement l'extraction du projectile. Il ajoute : « Admettons, *contre toute probabilité*, « qu'après cette dilatation préalable on reconnaisse que ce « corps, qui obstrue le canal de la plaie, n'est pas le projec- « tile, mais bien un fragment osseux, détaché soit du tibia, « soit de l'astragale, en un mot, une véritable esquille nécro- « sée, l'extraction en serait aussi formellement indiquée que « celle d'une balle et pourra ou pourrait se faire immédiate- « ment.» Et ensuite :—« Allons plus loin : admettons, pour « passer en revue les suppositions les moins favorables, que « cette esquille continue à vivre et qu'elle soit déjà soudée « aux os voisins : il n'est pas dès lors nécessaire de l'extraire. « La dilatation préparatoire aura été dans ce cas sans utilité, « mais aussi sans danger. » Mais toutes ces hypothèses, qui nous montrent assez le doute qui reste dans l'esprit du chirurgien, ne sont rien près de cette dernière phrase, qui en est l'expression la plus complète. « Je termine cette Note à « consulter, dit M. Nélaton, *en combattant l'idée d'une re-* « *cherche de la balle qui serait faite sans aucun indice du lieu* « *précis occupé par le projectile.*» Est-il rien de plus éloigné de cette déclaration si affirmative du début : « Il est évident... que le corps rencontré par le stylet à deux centimètres et demi de l'ouverture d'entrée, n'est autre que le projectile, logé dans la dépression placée au-devant de la poulie de l'astragale sur le col de cet os. » Ne semble-t-on pas avoir oublié tout à fait ce lieu si précis ?

On pourra louer la sage réserve, la prudence pratique des conseils chirurgicaux ; mais à coup sûr, la note précédente devait laisser les esprits dans une entière indécision sur la situation de la balle, indécision qui y est si manifeste. L'incertitude est démontrée fort bien, non-seulement par les textes, mais aussi par l'envoi ultérieur d'un stylet nouveau. Et d'ailleurs le traitement temporisateur n'en est-il pas une preuve de plus? N'aurait-on pas procédé sans retard à l'extraction, si on avait été sûr que la balle fût en un point précis, à deux centimètres et demi de profondeur ? Deux centimètres et demi, qu'est-ce donc ? A peu près un demi centimètre moins que la longueur de la phalange unguéale de l'indicateur, chez un homme adulte. A cette profondeur si minime n'eût-on pas extrait, au prix même d'une légère incision, cette balle qui, comme nous le dirons plus loin, était volumineuse, non enclavée, à peine déformée (1)? Concluons

(1) La relation chirurgicale oppose bien la douleur, le redoublement fébrile qu'aurait occasionnés cette incision ; mais ces accidents eussent

donc que jusqu'ici la lumière n'est pas faite. On croit à la présence de la balle; on ne sait pas où elle est, ou du moins on ne le dit pas d'une manière absolue, sans réserves.

Nous avons dû analyser cette note consultative avec tous ces détails, parce que notre sujet a pour base fondamentale une question de diagnostic, et qu'il s'agit, non pas de prendre une connaissance imparfaite des documents, en ne voulant se rappeler que le résultat final, mais de bien examiner, de bien peser tous les éléments du diagnostic qui se sont produits et le degré de certitude qu'ils ont réellement eu dans l'esprit du chirurgien.

La note précédente a, du reste, fait sur beaucoup de personnes la même impression ; et on sait qu'elle n'a pas entraîné la conviction des chirurgiens qui ont revu la blessure. Le professeur Porta y introduisit le petit doigt, et ne put rien conclure de cette nouvelle exploration. M. Pirogoff, de Saint-Pétersbourg, pensa que la balle pouvait bien être dans l'articulation tibio-péronière, entre les deux os de la jambe. M. Partridge, après un second examen, persiste dans sa première opinion, et conclut que rien ne démontre la présence du projectile. Il rappelle que la malléole est divisée par une fracture linéaire transversale, non comminutive ; que les débris osseux éliminés par la plaie avaient la forme et la grosseur de grains de sable, et qu'un seul fragment extrait avait le volume d'un demi-pois(1). Certes

---

été peu intenses très-probablement, à la suite d'un débridement si peu étendu.

(1) *Gazette hebdomadaire*, 14 novembre 1862.

M. Nélaton avait affirmé la présence de la balle, mais le doute qui se trahit si ostensiblement dans la note à consulter, sur sa situation précise surtout, n'était pas fait pour rallier les avis divergents. Dans une leçon (1) faite devant ses élèves, après l'extraction de la balle par M. le docteur Zanetti, M. le professeur Nélaton a déclaré que son premier diagnostic avait une certitude absolue et que les instruments nouveaux n'ont été inventés que pour lever les doutes des chirurgiens dissidents. Nous n'avons pu que nous en rapporter à la *Note à consulter elle-même*, qui n'aura pas sans doute rendu d'une manière exacte la pensée du savant clinicien.

Nous nous arrêtons ici, réservant la seconde phase de l'intervention de M. Nélaton pour un paragraphe ultérieur où nous étudierons, avec divers instruments explorateurs nouveaux, le stylet particulier dont ce chirurgien attribue la première idée à M. E. Rousseau, et dont l'application aurait guidé M. Zanetti dans la découverte et l'extraction de la balle.

D'où viennent les mécomptes, ou les longues hésitations du diagnostic dans ce cas? C'est ce qu'il faut déterminer maintenant. Existait-il quelques-unes de ces causes, signalées comme obstacles à la découverte des projectiles, telles que la longueur du trajet, la déviation primitive de la balle, sa migration plus tardive par l'ulcération ou le simple effet de la pesanteur; l'interposition des tissus, etc.? Il n'en est rien. Au contraire la balle est située à une pro-

---

(1) *Gaz. des hôpitaux*, 29 nov. 1862.

fondeur de deux à trois centimètres ; le trajet est court ; il est assez direct ; il permet l'introduction des instruments, et même du petit doigt à une certaine époque ; l'exploration est répétée plusieurs fois ; on perçoit la sensation de corps solides, durs, résistants, qu'on attribue à la malléole interne, à l'astragale. D'où vient donc le doute prolongé ? On le comprend aisément selon nous par la considération suivante. Dans des conditions identiques (un trajet direct, une si petite profondeur, etc.,) un projectile placé au sein des parties molles eût été infailliblement reconnu ; il l'eût été, abstraction faite de la palpation externe (1), par le stylet. Il ne semble pas douteux que la méprise ne soit venue avant tout du voisinage des os. Les explorateurs touchent ou croient avoir touché la face interne de la malléole tibiale, l'astragale ; la présence d'esquilles était possible. Tous ces contacts osseux ont dû être confondus avec la sensation donnée par la balle, qui certainement a été atteinte plusieurs fois dans les nombreuses explorations. Telle est la source de l'obscurité du diagnostic, obscurité inadmissible, nous le répétons, pour une plaie des parties molles ayant les mêmes caractères.

La cause principale (nous signalerons quelques circonstances accessoires) de l'erreur commise est là et non dans d'autres conditions défavorables à la constatation des projectiles. Cela est si vrai que les instruments nouveaux inventés pour élucider la question supposent tous un accès

(1) Cette palpation externe était empêchée ici non-seulement par les os, mais par la saillie des tendons en avant de l'article.

facile sur la balle, que M. Nélaton dans le mémoire consultatif, où le doute subsiste, semble exclusivement préoccupé de la confusion possible entre le plomb et les os, et qu'enfin le stylet particulier remis à M. Zanetti, a réussi entre ses mains par un effet de contact immédiat.

Cette dernière remarque trace les limites de notre travail qu'il s'agit maintenant de préciser. Certes embrasser dans leur ensemble toutes les difficultés qui s'opposent à la découverte des projectiles dans le corps humain, serait une œuvre, en même temps que longue et complexe, très-utile et très-pratique. Que de précieuses observations dans les écrits de nos devanciers et de nos maîtres? Chacun connait ces faits cités par Larrey où l'illustre chirurgien, qui trouvait toujours dans son génie l'improvisation des plus heureuses ressources, suit le trajet d'une balle, à la face interne du crâne avec une sonde flexible, en détermine le siége, et l'extrait d'une main sûre par la trépanation. Qu'on lise encore une remarquable observation, de notre savant maître, M. Larrey fils, concernant un officier atteint en Kabylie d'une balle, qui après avoir brisé comminutivement le maxillaire inférieur, alla se loger dans la profondeur du cou, sans révéler sa présence par aucun signe certain. On verra avec quel tact parfait le chirurgien s'aidant de la palpation externe, du cathétérisme œsophagien, de l'analyse des signes fonctionnels, — phonation, déglutition, mouvements musculaires; — d'incisions successives et permettant des explorations de plus en plus rapprochées du projectile, etc., put en connaître la position exacte, et enlever cette balle placée entre l'œsophage et la colonne vertébrale, près des vaisseaux carotidiens. Si grand que soit l'intérêt d'une telle étude, ce plan trop vaste nous entraînerait loin et hors de notre sujet. Et sans oublier, chemin faisant, certaines circonstances qui ont pu contribuer à faire errer le diagnostic, nous nous attacherons à ce que nous croyons être la cause principale qui l'a si longtemps rendu obscur dans la blessure du général Garibaldi.

La seconde partie de notre travail se subdivisera dès lors en trois points que nous examinerons successivement. Nous rechercherons d'abord, ce que le passé peut nous apprendre sur la possibilité de confondre les os, leurs saillies apophysaires, leurs fragments avec les projectiles ; soit dans les plaies récentes où les balles sont arrêtées au contact ou dans l'intervalle de ces os, incrustées à leur surface, enclavées dans leur épaisseur, perdues au milieu d'éclats osseux ; soit dans les plaies anciennes où elles se trouvent quelquefois entourées de stalactites osseuses, d'ostéophytes. Nous étudierons en second lieu quelle était la méthode ancienne d'exploration, ses instruments, ses préceptes, leur valeur ; s'ils pouvaient dans l'observation précitée lever toute difficulté. Un troisième et dernier point sera consacré à la description des instruments de récente invention, à l'appréciation critique des services qu'ils ont pu rendre, ou qu'on pourrait attendre d'eux dans certains cas embarrassants et exceptionnels.

Il serait parfaitement superflu d'aborder toutes ces questions, si l'on admettait comme absolument vraie et n'ayant besoin d'aucune démonstration l'assertion de M. Velpeau. Ce savant maître a laissé entendre, dans une séance de l'Académie des Sciences (1), que le diagnostic n'était point si difficile quand on arrivait à toucher la balle. Sans doute il faut faire et nous ferons plus loin la part de l'habileté spéciale d'une main très-exercée ; mais l'observation capitale que nous avons analysée, suffirait-elle seule à prouver que l'erreur a été commise, au moins une fois, par des chirurgiens d'un grand mérite. Dans l'examen de l'ancienne méthode d'exploration, nous reviendrons d'ailleurs sur l'opinion de M. Velpeau.

§ II.

— Nous devons donc interroger en premier lieu les traités, les mémoires, tous les travaux, en un mot, sur les plaies d'armes à feu, qui peuvent nous fournir des données se rapportant au fait précédent, en ce qui concerne uniquement la difficulté de diagnostic que nous avons admise. A cet égard, deux sources principales de renseignements s'offrent à nos recherches : 1° les préceptes généraux, où, sous forme dogmatique, les auteurs ont pu appeler l'attention sur cette cause d'erreur dans l'exploration ; 2° les observations publiées, les faits eux-mêmes, que le sujet qui nous occupe s'y trouve au titre principal ou d'une façon accessoire et implicite. Nous nous sommes donné la tâche fort longue de compulser tous les écrits que nous avons pu nous procurer, aussi bien ceux qui sont compris dans la liste bibliographique inscrite en tête du

(1) Séance du 10 novembre 1862.

Manuel de Percy, que les publications postérieures. Sans doute une œuvre d'érudition stérile doit paraître quelquefois peu digne d'envie, mais si l'énumération des théories bizarres, erronées de nos devanciers, peut servir tout au plus à l'histoire philosophique de l'esprit humain, il n'en est plus de même quand il s'agit de consulter l'expérience du passé, sur un ordre de faits relevant essentiellement de l'observation et de la pratique.

Il est encore une remarque préalable dont l'importance n'échappera à personne. Dans les préceptes ou les observations que nous rapporterons, on ne peut exiger une identité absolue avec le fait qui a été commenté plus haut. Il est tout à fait indifférent qu'un os ait été pris pour une balle ou qu'une balle ait été prise pour un os. C'est une même chose comme erreur de diagnostic. Au point de vue du résultat, des conséquences immédiates, rien n'est plus disparate. Dans un cas, on extraira ou on tentera d'extraire un fragment osseux croyant avoir saisi un projectile ; dans l'autre, on s'abstiendra de toute tentative, parce qu'on pensera que le corps compacte, solide, est non une balle, mais une portion d'os. Mais, encore une fois, c'est une méprise née d'une même sensation erronée. Les faits du premier genre sont plus rares peut-être, mais ils sont plus souvent signalés, car en extrayant une esquille pour une balle, on a une preuve matérielle, palpable de l'erreur commise. Les faits du second genre, plus nombreux, sont rarement bien démontrés à l'observateur. On touche le projectile, mais, attribuant la perception de corps dur et résistant aux os du voisinage, on s'interdit toute tentative d'extraction. Ici la confusion est faite; mais, lorsqu'une dernière investigation a décélé la balle et conduit à l'extraire, on peut quelquefois douter du contact réel du stylet avec le plomb, dans les explorations antérieures.

A. Dans la partie dogmatique des écrits que nous avons eus sous les yeux, nous trouvons peu de données relatives à notre question; il semble que pour la plupart des auteurs, le diagnostic ne puisse s'égarer dans les conditions et pour les raisons que nous avons mentionnées. Les premiers chirurgiens qui ont traité des plaies d'armes à feu appartiennent, comme on le sait, au XVIe siècle. A l'exception d'A. Paré, ils sont presque tous italiens, B. Maggius Ferri, Rota, Botal. Un seul parmi eux, Léonard Botal, nous fournit un passage très-digne d'être noté. Ce n'est pas, en effet, une simple allusion, mais une indication directe et formelle d'autant plus remarquable, qu'on ne la rencontre presque plus après lui. Dans un chapitre intitulé *De curâ Artuum*, il insiste sur la nécessité d'extraire la balle, mais il recommande au chirurgien d'être attentif et de ne point tirer sur un fragment d'os, croyant que c'est la balle elle même. « *Verum animadverte ne deceptus, os trahas ratus glandem esse* (1).» Il ajoute que cette erreur serait très-préjudiciable au blessé. « *Ossa autem*

---

(1) Les auteurs qui ont écrit en latin sur les plaies d'armes à feu emploient, tantôt l'expression *globulus*, qui convient bien à l'ancienne balle, tantôt le mot *glans*, qui s'appliquerait mieux à la balle cylindro-conique.

non omnino à membranis sejuncta vi educi non debent (1). » Ainsi, pour Botal, il est hors de doute qu'on puisse confondre un fragment d'os avec une balle.

Après Botal, d'autres chirurgiens ont signalé la possibilité de cette confusion, mais dans des observations qu'on trouvera plus loin, et nous arrivons d'emblée à Percy. Dans un passage ayant trait, il est vrai, à un cas spécial, cet illustre chirurgien mentionne très-expressément le danger de prendre un os pour une balle. « Lorsque la balle, dit-il, « a encore assez de force pour s'enclaver entre les apophy- « ses des vertèbres, on la dégage avec un levier pour l'em- « porter ensuite. Si elle tient trop, on y applique le tire- « fonds ; mais avant, il est essentiel de savoir si l'on n'a « pas pris pour elle cette espèce de bouton globuleux qui « résulte de la réunion de deux apophyses transverses « ou que présente la tubérosité de certaines apophyses, « épineuses. J'y ai été trompé une fois sur le cadavre et « et l'erreur ne serait pas indifférente sur le vivant (2). » Et ce qui est tout à fait digne d'attention, c'est qu'à cette occasion même, Percy donne le conseil, après Louis d'ailleurs, de chercher dans des essais cadavériques ce tact et cette habileté nécessaires au chirurgien d'armée.

Enfin, un auteur contemporain qui a rajeuni, sur les plaies d'armes à feu, la doctrine de Hunter, si justement condamnée par Bégin à la tribune académique, et fondé

(1) *De curandis vulneribus sclopetorum*, authore Leonardo Botallo, Chap. 28.

(2) *Manuel du chirurgien d'armée*, p. 142.

sur elles les règles d'une pratique presque universellement rejetée, a cependant écrit quelques lignes qui méritent d'être rappelées ici. « La première condition, à « remplir, dit M. Jobert, pour extraire une balle logée dans « un os est sans contredit de constater le lieu qu'elle oc- « cupe, cela va sans dire, mais la chose n'est pas toujours « facile.... Le bruit qu'elle produit imite assez parfaitement « celui d'un os, composé principalement de substance com- « pacte ; alors l'erreur est possible, soit en faisant croire à « la présence de la balle lorsqu'elle n'existe pas réellement, « soit lorsqu'elle y est en la faisant méconnaître (1). »

B. On voit combien il est peu de chirurgiens qui n'aient point gardé le silence sur cette question ; mais en l'absence de préceptes généraux et dogmatiques, examinons si les faits, dont la relation nous a été transmise nous donnent de plus nombreux témoignages. On peut distinguer ici encore deux catégories de faits : les uns où la cause de la méprise n'est pas formellement indiquée, mais où il est permis à une induction légitime d'en établir la réalité, du moins dans une certaine proportion : les autres où l'impuissance du diagnostic et l'erreur sont clairement attribuées à leur véritable origine.

1° L'examen du premier ordre de faits exigera une longue digression, mais qui ne sera nullement un hors-d'œuvre. Ils portent sur les nombreux projectiles, abandonnés plus ou moins longtemps au sein du tissu osseux. On ne compte

---

(1) Jobert, *Plaies d'armes à feu.*

pas les observations qui montrent la balle extraite seulement au bout de quelques jours, de plusieurs mois, de plusieurs années même, s'échappant spontanément avec les débris osseux et le pus, ou séjournant pendant une durée illimitée, avec des accidents plus ou moins graves dans la profondeur des os. Est-il besoin de rappeler les projectiles logés à demeure dans les sinus frontaux, maxillaires, dans les cellules ethmoïdales, l'apophyse mastoïde, les corps vertébraux, les os du bassin, le calcanéum, les extrémités articulaires, etc. Quelles explications peuvent rendre compte de cette inclusion prolongée? On peut les réduire à trois : ils ont été laissés volontairement, on a fait des tentatives avortées d'extraction, ou ils ont été méconnus soit dans leur présence, soit dans leur siége précis. Ces trois raisons doivent être discutées.

Plusieurs doctrines ont régné et règnent encore sur la nécessité d'extraire les projectiles. Confiants dans l'innocuité du séjour des balles et des corps étrangers en général, aussi bien que dans la puissance des efforts éliminateurs de la nature, il est des chirurgiens qui proscrivent la pratique de l'extraction. D'autres, partisans absolus de cette pratique, ne reculent même pas devant des manœuvres violentes et dangereuses. Entre ces deux doctrines si opposées, il en est une troisième, qui, proclamant le principe d'une intervention chirurgicale active et immédiate, s'arrête cependant devant des tentatives quelquefois périlleuses. Elle est professée par nos maîtres les plus autorisés, Bégin, M. l'inspecteur Larrey, M. l'inspecteur Hutin, qui, dans un mémoire très-connu, a établi sur de solides arguments et des exemples concluants les avantages de l'extraction. Mais si, sortant de la thèse générale, on ne vient à considérer que les lésions des os, compliquées de la présence de corps étrangers, presque tous les chirurgiens partisans de la temporisation ou de l'abstention abandonnent cette pratique dans ce cas particulier, et conseillent d'extraire. « Des « expériences réitérées, dit B. Bell (1), ont appris qu'il « fallait, en général, plutôt laisser les balles, dans quelque « partie qu'elles se trouvent, que d'user d'une grande « force pour les retirer. Cette règle ne souffre peut-être « d'exception que dans le cas où la balle est logée dans la « substance d'un os.» Et il dit ensuite que « dans tous les cas « où on a laissé des projectiles, et dont il a été témoin, les « malades ont extrêmement souffert et ont couru beaucoup « de dangers, et il en est résulté beaucoup d'embarras et « d'inquiétude pour le chirurgien. » Tous les praticiens connaissent la gravité des lésions des os par armes à feu, les funestes effets de l'inflammation du tissu osseux, inflammation qui souvent se réveille après des mois, des années, dans des plaies dont on croyait la consolidation définitive. La présence d'une balle ne peut qu'accroître ces chances malheureuses, primitives ou tardives. La perspective d'un tel pronostic engage presque tous les chirurgiens à agir; et si l'on s'est complu à citer des observations de projectiles restés inoffensifs pendant longtemps dans la substance osseuse et s'échappant un jour d'eux-mêmes,

(1) B. Bell. *Cours complet de chirurgie*, t. 5, p. 186.

sans accidents, ce ne sont que des exceptions où on ne trouve que la confirmation de la règle.

Nous avons cité B. Bell, et nous pourrions multiplier les citations; nous nous bornerons à rapporter un seul passage, très-instructif d'ailleurs, d'un auteur judicieux et fort goûté de son temps. « Pour peu, dit Desport, que le projectile reste « dans les os creux, son séjour ne peut manquer de devenir « funeste; car la destruction que la balle a causée d'une « partie des vaisseaux qui portent à l'os le suc qui doit le « nourrir, et la compression que souffrent beaucoup d'au- « tres, produisent un épanchement et un amas de ces sucs, « qui, ne pouvant sortir par la plaie que la balle bouche « exactement, s'aigrissent, deviennent corrosifs et s'épan- « chent dans toutes les cellules de l'os dont ils corrodent et « pourrissent les fibres, *ce qui arrive également à la mem- « brane qui tapisse l'intérieur de l'os. En conséquence, il se « fait dans le sang un reflux de cette matière qui produit « des effets très-fâcheux* (1). » Nous ne pouvons nous empêcher de remarquer incidemment que l'ostéomyélite, est ici très-nettement désignée; il n'y manque que le nom. C'est donc avec raison que, dans une discussion célèbre, M. le baron Larrey a fait remarquer que cette terrible complication était connue depuis longtemps, ainsi que ses relations étroites avec la pyohémie. Cette longue digression était nécessaire pour montrer que les balles laissées dans la substance osseuse ne l'ont presque jamais été de parti pris.

---

(1) *Traité des plaies d'armes à feu*, p. 180.

Il ne reste plus alors que deux explications de l'inclusion prolongée des balles dans les os, l'impuissance des tentatives d'extraction et l'erreur du diagnostic. La difficulté d'extraire les projectiles des os, est très-grande quelquefois; la multiplicité des instruments proposés dans ce but l'annonce bien et rien n'est mieux connu; mais en faisant une part raisonnable à l'insuccès des procédés opératoires, il y a en dehors de cette explication des faits nombreux, où l'insuffisance du diagnostic est seule coupable.

Il ne faut pas oublier en effet qu'une forte présomption de la présence de la balle, une certitude même ne sont rien, sans la notion exacte du siége précis qui est tout. Sans cette notion indispensable, tout effort dirigé contre elle est téméraire et dangereux. La main du chirurgien a dû certainement être arrêtée bien des fois, le diagnostic n'ayant pas ce caractère tout à fait positif qui lui est nécessaire. Enfin si l'on songe, en dernière analyse, que les balles abandonnées dans les sinus frontaux, maxillaires, l'apophyse mastoïde, les extrémités articulaires, etc., l'ont été souvent au fond de trajets assez peu profonds, perméables et directs du moins à l'origine de la lésion ; il est naturel d'admettre que la situation de la balle au milieu de tissus compactes et durs, donnant aux instruments explorateurs une sensation trop peu distincte du projectile, a été, dans bien des cas, la cause des incertitudes du praticien. — Dans les observations qui sont muettes sur la sensation perçue par le chirurgien, et sur la raison même de l'obscurité du diagnostic, il y a cependant encore des particularités qui souvent sont instructives sous ce rapport. C'est ainsi, qu'en lisant plusieurs d'entre elles, on le voit hésiter pendant deux, trois, plusieurs explorations : puis après une dernière, où la perception du contact a paru plus nette, s'enhardir et extraire le projectile. Ailleurs, après de vaines recherches faites par un chirurgien, un second plus heureux ou plus habile débarrasse une plaie directe et peu profonde d'une balle que l'instrument explorateur du premier a certainement touchée. Une induction bien fondée autorise l'explication que nous avons donnée de ces faits.

2° Dans les observations qui vont suivre, il n'y a plus matière à interprétation ; les faits parlent eux-mêmes. — L'erreur du diagnostic provient évidemment de la confusion faite entre l'os et la balle. Nous suivrons l'ordre chronologique des ouvrages d'où nous les avons tirées.

« Un soldat du régiment de Picardie, compagnie de Robert, reçut un coup de feu à la bataille de Parme. La balle entra à la partie externe du genou droit. Il fut transporté à l'hôpital de Crémone, après qu'on lui eut mis le premier appareil ; mais comme on avait oublié l'essentiel, de faire les dilatations (débridement) nécessaires, je commençai par là. Je ne pus pourtant découvrir la balle. Le troisième jour ayant introduit le doigt dans la plaie, je sentis un corps rond de la grosseur de la balle. *Je ne doutais point que ce ne fût elle et j'avoue franchement que je ne fus pas peu surpris de voir que c'était un éclat de condyle du fémur.* Je remis le doigt dans la plaie, suivant la même direction et l'enfonçai plus avant. Je trouvai la balle qui était positivement dans la cavité semi-lunaire, destinée à loger le condyle du fémur et je la tirai..... Le blessé guérit et recouvra même une partie des mouvements après avoir pris les bains d'Aqui en Piémont. » (Desport, *Traité des plaies d'armes à feu*, Observ. 14.)

Dans ce cas, la confusion a été faite entre la balle et l'os par le doigt explorateur. Voici une autre observation où un chirurgien très-expérimenté aussi, avoue l'incertitude où le laisse la sensation communiquée par le stylet.

2. Sans-Quartier, garde-française, reçut un coup de feu par balle, qui avait son entrée au-dessus du ligament de Poupart, près de l'anneau de l'oblique externe du côté gauche et point de sortie. Dilatations et saignées ; élimination de l'eschare ; suppuration abondante. Ravaton sonde la plaie une première fois et ne trouve rien. Plus tard, dans une exploration prolongée, il découvre un corps étranger logé sur l'os des îles, à côté du muscle psoas. « *Je n'étais pourtant pas sûr*, dit-il, *que* « *ce fût la balle, plutôt qu'une portion de l'os des îles qu'elle aurait* « *pu mettre à découvert. Je crus m'être mépris, et je resondai à cha-* « *que pansement la plaie sans rien découvrir.* » Plus tard il reconnut que c'était positivement la balle qui fut extraite, etc.... (Ravaton, chirurgien d'armée, p. 240.)

Le fait suivant, très-instructif, est extrait de l'article *Plaies par armes à feu*, du Dictionnaire des sciences médicales (Percy et Laurent). L'erreur, sans avoir porté préjudice à la guérison du blessé qui se fit bien, est manifeste ainsi que sa cause accusée par les auteurs eux-mêmes.

3. Un colonel, à la bataille d'Heilsberg, reçoit à la partie antérieure et supérieure du bras droit, une balle qui va de bas en haut fracturer la tête humérale. Contr'ouvertures et explorations répétées. Le blessé croyait à un biscaïen. Les chirurgiens partagent son avis *et l'un d'eux ayant touché un corps orbe d'une grande surface, uni et assez sonore, après avoir débridé, chargea le prétendu projectile.* On reconnut bien vite l'erreur. Ce n'était qu'une forte portion de la tête de l'humérus détachée et placée en avant du projectile. Ce dernier était une balle de plomb qui, malgré le fracas qu'elle avait fait, n'était pas déformée.

Dans ce cas la méprise est double en quelque sorte. La balle de plomb, le véritable projectile est méconnu, et on prend un gros fragment osseux pour un biscaïen.

Nous abrégeons beaucoup l'observation suivante, qui se trouve dans le Recueil de médecine et de chirurgie militaires, t. 29, p. 56.

4. B...., 17e léger, entra à l'hôpital de Versailles le 2 mai 1842. Ce militaire avait reçu, 18 mois auparavant, en Afrique, une balle dans le creux poplité. (Plaie à un seul orifice. On ne trouva pas la balle. Accidents graves ; suppuration ; issue de portions de vêtements.)

Cette blessure passa par des alternatives nombreuses d'amélioration et d'aggravation. Voici la circonstance qu'il importe de noter. Ce soldat entra à une certaine époque à l'hôpital de Montpellier. Il y avait alors un engorgement notable en avant de la surface articulaire du tibia, au dessous du ligament rotulien, avec une saillie irrégulièrement arrondie, inégale, directement opposée à la cicatrice. On crut que là était le projectile. Le blessé et plusieurs chirurgiens partagèrent cette idée. *L'un de ces derniers fit, pour tirer cette prétendue balle, des tentatives qui amenèrent des accidents graves.*

Ce soldat mourut plus tard à l'hôpital de Versailles des suites d'une arthrite purulente, et on trouva la balle dans l'espace intercondylien, plus près du condyle interne que de l'externe. Elle était déformée. Les os étaient parsemés de stalactites osseuses. (Parise.)

5. Dubréville, 20e de ligne, 22 ans, blessé le 8 septembre 1855, entre à l'hôpital de Montpellier le 22 novembre de la même année. Trajet fistuleux, étroit, situé à la région temporale gauche, au-dessus et en avant du pavillon de l'oreille, donnant une suppuration grisâtre et fétide. Renseignements à peu près nuls. La sonde arrive sur l'os temporal dénudé. On trouve des esquilles mobiles qui sont extraites. Dilatation avec éponge préparée. L'état du blessé ne s'améliore pas. « Des explorations fréquentes, dit M. Saurel, l'auteur de l'observation,

« me faisaient toujours constater la présence d'un corps étranger que je « pus, à plusieurs reprises saisir avec des pinces à disséquer, sans « toutefois pouvoir l'extraire, l'instrument n'ayant pas suffisamment « de prise. » *Les douleurs étant très-vives, on n'insista pas, on crut « à une esquille volumineuse dont on confia l'élimination à la suppura- « tion.* » *On recueillit bientôt une portion de balle mâchée et déformée, sortie spontanément,* mais déjà des symptômes très-graves s'étaient déclarés du côté du cerveau, et le blessé succomba. (Saurel, *Mémoire sur les fractures des membres par armes à feu*, suivi d'observations pour servir à l'*Histoire des blessures par armes de guerre*).

Nous ferons suivre cette observation des réflexions fort justes de l'auteur lui-même. « Dans la persuasion, ajoute- « t-il, où nous étions, qu'il ne s'agissait que d'esquilles « osseuses semblables à celles que nous avions déjà extraites, « nous nous sommes abstenu de toute opération. Si nous « avions été moins réservé, peut-être le sort du blessé eût-il « été différent, mais la prudence commandait de ne pas « nous livrer à des tentatives hardies. » La méprise du diagnostic est tout à fait patente dans ce cas ; on prend une esquille pour une balle qu'il eût été indiqué d'extraire, avant l'explosion des phénomènes cérébraux.

Dans les notes additionnelles qui terminent la sixième édition des commentaires de Guthrie (p. 641) on lit l'observation suivante, communiquée par R. V. de Lisle, chirurgien du 14e régiment royal, et concernant aussi un soldat blessé en Crimée.

6. F. O'Brien reçut un coup de feu à la tempe droite, devant Sébastopol. Le projectile pénétra environ à 2 pouces (anglais) au-dessus de l'orbite, se dirigea de haut en bas, et détacha une large portion du rebord orbitaire, qui se trouva engagé dans la paupière supé-

rieure. Le chirurgien de garde dans les tranchées *prit cette portion d'os pour la balle*, avec laquelle elle avait une très-grande ressemblance (*in mistake for the ball, wich it certainly very much resembled*), et en pratiqua l'extraction. La balle dans ce cas ne put être retrouvée et on supposa qu'elle était ressortie par l'ouverture d'entrée, mais elle était dans la plaie et s'échappa ultérieurement.

Enfin, voici la courte relation d'un fait que nous avons observé l'année dernière au Val-de-Grâce dans le service d'un de nos collègues M. le docteur Maurice Perrin.

7. Un ancien blessé de l'armée d'Italie, entré dans cet hôpital, présentait dans l'aîne gauche une plaie fistuleuse, consécutive à un coup de feu. La suppuration était abondante. Un stylet introduit par cette plaie se dirigeait vers la fosse iliaque, et s'arrêtait au contact d'un corps dur et résistant. Plusieurs chirurgiens qui explorèrent la plaie, inclinèrent à penser que ce corps dur était la balle. Un débridement profond, fort bien indiqué d'ailleurs pour empêcher la formation de clapiers et faciliter la sortie du pus, permit d'arriver jusqu'à l'os, mais on ne trouva pas de projectile.

Nous aurions pu multiplier les citations, si nous avions colligé aussi les faits, où se révèle seulement, pendant un temps plus ou moins long, un certain degré d'incertitude. Dans les coups de feu de la région fessière, par exemple, la balle va quelquefois s'enclaver dans la fosse iliaque externe ; de là des fistules, des clapiers, une intarissable suppuration. Il y a lieu d'hésiter devant un débridement qui porterait sur toutes les couches de cette région ; et la sensation fournie par le stylet dont l'extrémité va heurter la face externe de l'os coxal, ne permet pas toujours aux praticiens les plus habiles de fixer le siége précis de la balle. Bon nombre d'observations en font foi.

§ III.

— Il nous semble incontestablement démontré par la discussion et les faits qui précèdent que, dans un certain nombre de cas de plaies d'armes à feu, les balles ont été confondues et partant pourraient l'être encore avec le tissu osseux. Quels sont les instruments et les règles d'exploration qu'on possédait jusque dans ces derniers temps, pour éviter l'erreur ? Mais avant d'aborder cette étude, il convient de rappeler les rapports des os et des projectiles de plomb, et leurs effets réciproques, dans le choc violent qui s'exerce sur les uns et les autres.

Les balles de plomb peuvent s'arrêter au contact des os, se glisser entre deux surfaces articulaires, au genou par exemple (Desport, H. Larrey), où on les a trouvées derrière la rotule ; s'interposer entre deux os, entre le radius et le cubitus à la partie supérieure de l'avant-bras, entre le péroné et le tibia (Bagieux), entre l'apophyse coracoïde et l'acromion (Percy), entre deux apophyses transverses des vertèbres, entre deux os métatarsiens (Belloste), et même entre deux côtes (Bidloo). Ce sont là de simples rapports de contiguïté. Quand la substance osseuse est intéressée, il n'en est plus de même. Le projectile s'incruste à la surface des os, perfore le tissu spongieux, le traverse de part en part, brise les diaphyses presque toujours en éclats. On le trouve alors logé au fond d'un conduit osseux, tombé dans la cavité d'un sinus, ou même dans le canal médullaire, perdu au milieu d'esquilles spongieuses, ou de fragments de tissu compacte plus ou moins volumineux. On cite des cas où il s'est arrêté entre les deux fragments d'une diaphyse, celle du fémur par exemple (H. Larrey), et une fois même la balle était divisée en deux parties toutes deux engagées entre les bouts fracturés.

Les effets du choc du plomb contre la substance osseuse ne retentissent pas seulement sur celle-ci, le métal lui-même est déformé de mille manières diverses ; il s'aplatit, se roule, se lamine, semble passé à la filière ; il se divise, et on l'a vu se combiner en quelque sorte avec l'os, comme dans un fait cité par M. Cruveilhier, où il semblait infiltré dans les cellules spongieuses. Quand la balle se creuse un conduit intrà-osseux, elle abandonne quelquefois sur les parois de ce canal, de petites parcelles métalliques, circonstance plus fréquente qu'on ne croit peut-être et qui plus tard sera utilisée.

Dans les lésions de très-ancienne date, le projectile est souvent entouré soit de séquestres, soit d'ostéophytes, de stalactites osseuses. Percy a vu une balle dans le tibia servant de noyau à une exostose. Cette balle enfin, demeurée au fond d'un conduit osseux, peut y être fixe, enclavée. D'autres fois elle est libre dans son excavation, comme dans un cas si remarquable de M. l'inspecteur Larrey, où, mobile dans la tête de l'humérus, elle figurait un grelot.

Dans tous ces rapports plus ou moins intimes des balles avec les os, les signes révélateurs de leur présence et de leur siége, d'après la méthode d'exploration que nous pouvons fort bien appeler ancienne, en opposition aux moyens récemment proposés, ont été depuis longtemps divisés en *signes rationnels*, et en *signes physiques ou directs*. Il ne nous est pas permis de passer les premiers sous silence, parce qu'ils ont été invoqués dans l'observation, point de départ de ce travail ; et de plus les auteurs ne les ayant envisagés qu'à un point de vue général, il est intéressant de faire ici une distinction et de rechercher leur valeur, dans les lésions des os, avec inclusion probable de la balle. Cette valeur est d'ailleurs toujours restreinte, car ils ne peuvent décéler que la présence du projectile et rien de plus.

Mais quels sont ces *signes rationnels?* C'est en premier lieu l'existence d'un seul orifice. Ce signe n'est pas absolu, comme on le sait, car le projectile peut avoir été expulsé par le retrait d'une portion de vêtements allongés en doigt de gant, par son propre poids, par la contraction musculaire, etc... Mais on peut se demander si ce qui est vrai pour les plaies des parties molles, l'est encore ou du moins avec le même degré de fréquence pour les lésions osseuses, afin d'être en mesure d'apprécier, dans ces dernières, l'importance du signe rationnel en question. Or l'expérience démontre qu'une balle qui a brisé un os peut ressortir par l'orifice d'entrée. Voici deux faits qui le prouvent.

1er *Fait.* Un grenadier fut frappé d'une balle de mousquet sur le premier os du sternum, fort près du bout des clavicules. La balle ayant cassé la table externe et l'ayant enfoncée dans le diploé de cet os, tomba et fut trouvée dans ses habits (1).

2e *Fait.* « Le marquis de Besons ayant reçu un coup de fusil qui lui fracassa les apophyses transverses de deux vertèbres lombaires, M. Bordenave alors chirurgien-major de son régiment, accourut pour le panser

(1) J.-L. Petit, *OEuvres posthumes*, p. 378.

et chercha longtemps en vain la balle dans la plaie qu'elle avait faite. Heureusement le blessé s'avisa de faire apporter la chemise qu'il venait de quitter pour en prendre une autre; et on ne fut pas peu surpris de l'y trouver collée en dehors. Après avoir percé l'habit, la veste, elle avait poussé la chemise devant elle, et avait fait ses ravages sans l'endommager (1). »

Ainsi donc une balle peut avoir assez de force pour traverser les parties molles, briser un os, et ressortir néanmoins par la seule ouverture d'entrée qui n'a plus dès lors une signification absolue. Cependant nous sommes très-disposé à croire, sans pouvoir donner de preuve rigoureuse, que ce fait est plus rare dans les plaies des os par armes à feu que dans celles des parties molles, surtout depuis l'invention des balles cylindro-coniques. Par contre aussi, l'existence de deux orifices laisse le diagnostic incertain spécialement dans les lésions osseuses où une fraction du projectile divisé peut faire seule l'ouverture de sortie, tandis que l'autre complique la plaie de sa présence.

La constatation de portions de vêtements, d'équipement, dans la plaie est un signe rationnel qui doit être pris en considération. Mais on ne saurait trop se mettre en garde contre les fausses conséquences, qu'on est porté à tirer de l'étroitesse de l'ouverture et du fond de cette plaie. On sait que c'est sur ce prétendu signe rationnel que toute l'argumentation du professeur Porta s'est appuyée. Or, les apparences ici, sont fort insidieuses. Il semble que les fibres organiques

---

(1) *Examen de plusieurs parties de la chirurgie. — Recherches sur les corps étrangers*, par Bagieu, t. 1, p. 24.

rompues par le projectile, s'écartent comme sous l'action d'un coin, pour se refermer ensuite sur lui. Le gonflement par infiltration, par inflammation périphérique vient encore rétrécir l'étroit défilé que s'est frayé la balle. On objectera peut-être que cette particularité bien connue ne s'applique qu'aux plaies des parties molles, et c'est pourquoi nous y insistons. Plus d'un exemple est là pour témoigner que tout se passe de même dans les lésions osseuses. Voici un fait, emprunté aux mémoires de Larrey.

Observation. Un guide de l'armée reçoit au troisième assaut d'Acre, un coup de feu au sinus frontal droit. La balle en fracturant la paroi externe de ce sinus, se coupa en deux morceaux, l'un qui se dirigea extérieurement, l'autre qui s'introduisit dans le sinus, et fractura sa paroi interne. « *La fracture extérieure était peu étendue et on avait* « *peine à croire qu'elle eût permis le passage de la moitié de la* « *balle.* » Les fragments n'étaient pas déplacés, etc., etc. Larrey trépana, enleva le projectile, etc.

Il serait inutile de s'appesantir sur ce sujet. Cette question de l'étroitesse des ouvertures osseuses, relativement au calibre des balles et même des biscaïens est une de celles sur lesquelles Larrey est revenu plusieurs fois, en l'appuyant d'observations concluantes et nous ne pouvons que renvoyer aux écrits de ce grand chirurgien (voir notamment Mémoires et campagnes, t. IV, p. 184, etc.)

Au-dessus de ces signes rationnels, il faut placer les *signes physiques et directs*, qui, indiquant le siége précis de la balle, sont très-précieux dans la pratique. La méthode ancienne d'exploration, au point de vue de la recherche directe du projectile, compte trois procédés principaux (1). 1° L'exploration par les instruments, 2° l'exploration digitale, 3° le débridement que nous appellerons explorateur.

A. *Exploration par les instruments.* — *Le stylet*, specillum (2), a été mis en usage dès l'origine même des plaies d'armes à feu. Instrument simple, peu volumineux, il pénètre aisément dans des conduits resserrés ; mais comme il peut dévier et faire des fausses routes, rendant ainsi la recherche des projectiles plus difficile, et produisant des désordres propres à augmenter le gonflement inflammatoire, on a recommandé de bonne heure de le terminer par une olive, un bouton. Ce serait assurément s'abuser, que de croire le stylet infaillible et devant réussir dans les mains de tous les explorateurs. Son mode d'action le fera comprendre. Comment agit-il en effet? On lit bien çà et là qu'il a pu déceler une balle, au milieu des tissus osseux, par la perception d'un corps rond et mobile, mais de telles indications sont vagues ; et maintenant moins que jamais, on doit demander à la forme ronde, à la mobilité du projectile des indices de sa présence. C'est à l'aide d'une sen-

(1) Nous omettons à dessein certaines manœuvres préparatoires telles que la position à donner au blessé, la flexion ou l'extension des articulations dans certains cas, etc.

(2) Ferri avait conseillé pour les trajets sinueux un stylet de plomb « *ex aliquo lento ac flexibili metallo.* » La bougie en gomme élastique de Larrey est préférable. Ne pourrait-on lui adapter une sorte de bouton métallique? Mais les obstacles à l'exploration résultant de la sinuosité de la plaie sont en dehors de notre sujet.

sation spéciale de corps solide, communiquée par une série de petites percussions successives, que le stylet éclaire le diagnostic. Cette sensation n'est définie dans les auteurs, que par les expressions de corps dur, résistant; ils y ajoutent rarement celle de métallique. C'est qu'en effet elle n'a pas un caractère toujours facile à discerner, grossièrement *pathognomonique* en quelque sorte. Si on percute à l'air libre, dans la paume de la main, une balle de plomb, bien que le métal soit peu sonore, on peut le distinguer par sa résonnance d'un autre corps compacte. Mais si on suppose le projectile engagé dans nos tissus mauvais conducteurs du son; le stylet manœuvrant dans des trajets profonds, étroits, sinueux, et causant de la douleur ; on comprend la difficulté de saisir les nuances tirées du caractère plus ou moins sourd, plus ou moins sec, de la sensation perçue.

Cette difficulté peut être surmontée, mais il faut alors, dans les cas épineux, un tact spécial et consommé. Il en est de cette sensation comme de toutes les sensations en chirurgie. On ne les définit pas ; on les perçoit quelquefois avec une grande certitude. Il est incontestable qu'un chirurgien d'armée, familier avec la pratique des champs de bataille, acquerra une main plus sûre parce qu'elle aura été plus exercée. Jadis on a fait un reproche à Bégin d'avoir récusé la compétence de nos confrères des hôpitaux civils en matière de plaies d'armes à feu. Il y a sans doute ici un malentendu. Mais on ne saurait nier qu'une expérience spéciale est souvent nécessaire. Qui oserait prétendre à la perfection de tact de certains praticiens dans le diagnostic des affections de l'urètre et de la vessie, sans avoir étudié, perçu, comparé bien des fois, le sensations si délicates que donne l'exploration instrumentale dans les lésions de ces organes? — Des hommes tels que Louis, Percy, Thomassin, l'avaient si bien senti, qu'ils ne cessent de conseiller vivement l'étude expérimentale des plaies d'armes à feu sur le cadavre, aux jeunes chirurgiens de leur temps, et que Percy lui-même ne dédaignait pas de s'y livrer.

Il est une cause de sensation erronée pour le stylet même dans les plaies à trajet court et direct, c'est la présence au devant de la balle de portions de cuir, d'étoffes. Nous en avons rencontré plusieurs exemples dans nos recherches. — Dupuytren nous fournira le suivant :

Observation. « En 1814, il vint à l'Hôtel-Dieu un militaire atteint d'un coup de feu à la partie interne et supérieure de la jambe. Le condyle interne du tibia était intéressé. En sondant la plaie, M. Dupuytren *sentit un corps mou dont il ne put déterminer la nature.* Cette plaie fut élargie par des incisions. On appliqua sur le condyle interne du tibia une couronne de trépan ; on trouva alors un cylindre d'étoffe que l'on attira à soi et qui contenait une balle, laquelle s'était entourée du pantalon, et s'en était fait une sorte de sac qui la contenait (1). »

Lombard (2) a dû rencontrer cette difficulté dans ces cas si curieux et si peu connus où « un raffinement de délica-« tesse (*sic*) avait inspiré (aux ennemis) l'idée de recouvrir « les balles de feutre. » Il dut extraire plusieurs balles ayant ce revêtement aux soldats blessés dans le siége de Kœhl.

---

(1) Dupuytren, *Blessures par armes de guerre*, t. 1, p. 335.

(2) *Instruction sommaire sur l'art des pansements à l'usage des étudiants en chirurgie des hôpitaux militaires* (p. 61.)

Nous avons voulu rapprocher ces faits de la blessure du général Garibaldi, où on a noté l'issue de fragments de cuir. N'y a-t-il pas eu là au début, et avant leur élimination, une circonstance qui a pu amortir le choc du stylet explorateur. Ce serait encore, après l'étroitesse du trajet et du fond de la plaie, une cause accessoire de l'erreur si longtemps acceptée; la cause principale restant toujours la situation de la balle au milieu de parties osseuses, solides et résistantes, au contact du stylet.

Les instruments pour l'extraction ont nécessairement servi aussi à l'exploration. L'opérateur après avoir constaté le siége de la balle par le stylet, devait le reconnaître encore avec les instruments, avant de charger le projectile, comme on recherche le calcul avec le brise-pierre, avant de le saisir et de le broyer. Nous verrons plus loin si ces instruments n'étaient utiles à l'investigation, que par un simple effet de contact.

Un fort bon instrument explorateur dont M. Larrey n'a jamais manqué de nous retracer les avantages dans ses cours, le considérant comme indispensable au chirurgien militaire, est la sonde de femme. Simple, mousse, léger, placé dans les plus modestes trousses, ce tube creux à parois légèrement vibrantes peut souvent donner une sensation distincte. Et ce qui n'est pas indifférent, à mesure qu'il chemine, il permet par les yeux de son extrémité arrondie, l'évacuation des liquides qui peuvent empêcher un contact immédiat.

B. *L'exploration digitale*, la première appliquée sans aucun doute est excellente. Il n'est pas un chirurgien qui n'en ait fait l'éloge pour des raisons bien connues. Cependant le doigt agissant uniquement par la pression de sa pulpe, perd quelques-unes des qualités du tact, et ne met pas constamment à l'abri de l'erreur quand il intervient seul. La curieuse observation de Desport nous en a fourni une preuve (page 17). Enfin l'introduction du doigt exige souvent une opération capitale et préliminaire, dont nous allons chercher à mettre en lumière toute la valeur, au point de vue du diagnostic.

c. *Débridement explorateur.* Les agents d'exploration dont nous venons de parler, ne constituent pas toute la méthode ancienne. Ce n'est pas en eux qu'en réside la partie essentielle. La pratique des grands maîtres depuis A. Paré jusqu'à Larrey, suivie par la plupart de leurs élèves et de leurs successeurs, nous enseigne qu'il faut y ajouter le débridement, ce débridement tant discuté, mais qui trouve ici une de ses applications les plus positives. C'est assurément là une dénomination toute moderne, et on est très-embarrassé de dire, à quelle époque et par qui elle a été introduite dans le langage chirurgical. Les chirurgiens des XVIe, XVIIe, XVIIIe siècles, conseillent et pratiquent ce qu'ils appellent *des dilatations*, et ils n'entendent point par là, la dilatation proprement dite, par l'introduction dans la plaie, de certains corps tels que la racine de gentiane, l'éponge préparée, mais de véritables incisions, intéressant non-seulement la peau, mais les couches sous-jacentes, sur le trajet de la solution de continuité. Ces incisions, ils les pratiquent hardiment, avec la garantie des connaissances anatomiques, et on les voit, dans des observations qu'on ne compte pas, après des recherches infructueuses par le doigt et les instruments, débrider la plaie et arriver à un diagnostic, jusque-là indéterminé.— Ils emploient souvent un *débridement en plusieurs temps, successif;* quand une première incision n'a pas suffi, à celle-ci en succède une deuxième, puis une troisième, et on se rapproche ainsi du corps étranger qu'on voit enfin, ou qu'on atteint et reconnaît à petite distance avec l'indicateur et les instruments. Voilà la vraie méthode d'exploration ancienne. C'est là son principe fondamental; tous l'adoptent, hormis les rares praticiens qui négligent la recherche des projectiles dont ils croient la présence inoffensive.

C'est ici le lieu de faire remarquer que les antagonistes du débridement, en le combattant d'une manière générale pour des dangers imaginaires, ou pour quelques abus dont les inconvénients ne sont pas bien grands d'ailleurs, lui ont porté atteinte, même à leur insu, dans une de ses indications les plus impérieusement réclamées, la recherche des balles et des corps étrangers. « Elle (la doc-
« trine du non-débridement préventif), mérite, dit M. le
« professeur Legouest, dans son excellente *Revue sur la*
« *chirurgie militaire contemporaine*, qu'on lui adresse le
« grave reproche d'avoir fait beaucoup négliger *l'explora-*
« *tion des plaies*, que personne jusqu'ici n'a sérieusement
« attaquée (1). »

(1) *Archives de médecine* 1859.

Les contre-indications du débridement que nous appelons explorateur, ne se rencontrent pas à coup sûr, dans les lésions osseuses, qui nous occupent plus spécialement, car c'est toujours un pas fait vers l'extraction des esquilles, une voie ouverte à la suppuration, presque fatalement longue et abondante. Exclusivement préventif, il serait ici inattaquable ; il serait à ce titre seul, formellement indiqué.

Quant aux plaies des articulations par armes à feu, elles ont paru très-souvent réclamer les incisions exploratrices. L'accord est presque unanime si le projectile a perforé les condyles, les tubérosités des extrémités articulaires en s'y enclavant ; *des dilatations*, des incisions, le trépan le recherchent et le poursuivent jusqu'au fond du canal osseux qui le recèle. On a découvert et extrait ainsi des balles dans les condyles du fémur, du tibia, etc. Desport retira de la malléole externe une balle qui s'y était implantée, et qu'un premier chirurgien n'ayant fait que de petites dilatations, n'avait pas trouvée. Il fit un débridement plus considérable, la reconnut et put l'extraire avec des parcelles d'os, au grand bénéfice du blessé qui guérit très-bien.

Quand la plaie est pénétrante dans la cavité articulaire plus ou moins largement ouverte, les moyens extrêmes d'amputation et de résection sont souvent indiqués par la gravité même du pronostic ; mais quand ils leur préfèrent les chances d'une pratique conservatrice, les chirurgiens, observateurs de l'ancienne méthode d'exploration, font des incisions plus ou moins étendues, pour aller à la recherche des corps étrangers et des projectiles. Percy les conseille, et en montre fort bien l'utilité par des exemples. Il ne s'agit plus en effet ici de ces plaies nettes, simples, par instrument tranchant, dont l'occlusion est un précepte rigoureux ; mais de solutions de continuité forcément béantes où la rétention des débris osseux, des corps étrangers, du pus est aussi nuisible que leur élimination est utile. Une incision exploratrice aura toujours le résultat avantageux de favoriser cette élimination.

On n'imitera sans doute pas la hardiesse de ces chirurgiens, qui ne reculaient pas devant le sacrifice des tendons et des tissus péri-articulaires. La science a enregistré quelques-uns de leurs succès ; mais Percy déclare lui-même qu'il redouterait d'aller si loin. Il rappelle, sans l'approuver, la conduite de ce praticien, qui fit une large section des tendons et des téguments, put extraire une balle logée dans l'articulation tibio-tarsienne, et guérit son blessé, au grand ébahissement de ses confrères. Ce sont là les abus, d'une méthode très-bonne en soi, quand elle est contenue dans de sages limites. On a recherché plusieurs fois, par exemple, à l'aide d'incisions modérées en étendue et en nombre, dans des articulations déjà ouvertes, des projectiles qu'il a été possible d'en retirer. Desport a extrait une balle, logée dans le genou, derrière la rotule. Baudens (1), cet adversaire si décidé du débridement, en a fait plus d'une application heureuse aux lésions articulaires. Dans un cas où une balle avait fracturé la malléole interne à sa base, il n'hésita pas à faire une incision et put enlever

(1) *Clinique des plaies d'armes à feu*, p. 447.

des esquilles. Dans les plaies par armes à feu des articulations, nous pensons donc que, lorsque l'une d'elles est ouverte par le projectile, si surtout il y a en même temps fracture d'une extrémité osseuse, un débridement explorateur limité doit être conseillé. Extrêmement utile s'il fait découvrir la balle ou des corps étrangers, son rôle préventif ne peut d'ailleurs être que favorable à la marche des accidents plus ou moins graves dont une lésion de ce genre est accompagnée.

Telle est la méthode ancienne dans sa complète et rigoureuse application. On peut maintenant donner une réponse à cette question : a-t-elle échoué dans le fait capital que nous avons cité? A-t-on constaté son impuissance? Assurément non. Le plus important de ses procédés investigateurs a été écarté. On n'a pas élargi, on n'a pas débridé la plaie au début, ni les jours suivants. A-t-on seulement agité, discuté l'opportunité du débridement? Les notes chirurgicales portées à la connaissance du public, ne nous apprennent pas les motifs qui ont déterminé les chirurgiens à s'abstenir. Quels inconvénients entrevus ont dicté leur résolution? On est réduit à de simples conjectures. M. Bonnafont (1) trouve cette lacune fort regrettable, et on partagera sans doute le regret qu'il exprime de l'absence de tout renseignement, sur un point si intéressant. Certes, dans ces conditions c'est affaire délicate de porter un jugement; on a toujours à craindre d'excéder la limite

(1) *Union médicale*, 25 novembre 1862.

des inductions, autorisées par la seule lecture des documents publiés, en dehors de l'examen direct de la blessure. Nous rechercherons cependant, avec le sentiment des réserves commandées par le sujet lui-même, la valeur de la proposition suivante : Que serait-il advenu si un chirurgien, dès l'origine de la lésion ou un peu plus tard, eût débridé la plaie dans de sages limites, avec le souvenir des notions anatomiques? N'eût-il pas vu, ou touché cette balle d'un gros calibre, si peu profondément située, à deux centimètres et demi seulement, et hors de l'articulation On pourra dire sans doute que le problème est mal posé dans ces termes, qui supposent la connaissance préalable du séjour du projectile; mais alors nous pouvons reprendre une à une les hypothèses formulées par M. Nélaton, pour justifier la bonté de la dilatation par l'éponge préparée. L'existence présumée d'une esquille libre, ou d'une esquille adhérente, qu'il eût fallu laisser ou enlever suivant l'étendue de ses attaches, vient aussi légitimer la pratique d'un débridement bien fait. Et même en dehors de toutes ces suppositions, cette pratique n'eût-elle pas été utile en facilitant l'élimination des parcelles de tissu spongieux, des morceaux de cuir, dont on a noté l'issue tardive. L'articulation était d'ailleurs ouverte par la fracture, qui avait détaché la malléole tibiale à sa base; une incision faite dans une direction, et avec les ménagements convenables, aurait eu, selon toute prévision, de grands avantages et point d'inconvénients.

Bref, on peut croire raisonnablement, jusqu'à preuve contraire, que l'ancienne méthode d'exploration n'a pas ici subi un échec. Dans des cas analogues, un débridement explorateur, sagement limité, doit donner l'espoir de découvrir une balle volumineuse et si peu profondément située, et en l'absence même du projectile, il est autorisé par *sa seule utilité préventive*, car il crée une voie d'élimination aux divers corps étrangers et au pus, dont il importe d'empêcher la stagnation dans les articulations et leur voisinage.

On comprend ainsi, comment on a pu dire que dans le cas auquel nous faisons allusion, la balle eût été plus promptement trouvée sur un simple soldat blessé. Et c'est peut-être aussi dans ce sens qu'il faut interpréter l'opinion de M. Velpeau. En déclarant qu'un projectile sur lequel on a accès n'est pas si difficile à reconnaître, le savant professeur, n'avait-il pas aussi en vue le débridement, qui peut rendre cet accès plus facile et plus sûr ?

Nous terminerons ce chapitre, en rappelant une réflexion fort judicieuse de Louis. Il fait observer à l'article tire-balles de l'*Encyclopédie anatomique*, que les nombreux instruments destinés à l'extraction, ont disparu devant le débridement, qui les a rendus inutiles. On peut dire de même qu'en restant fidèle à la pratique des incisions exploratrices, on empêchera de s'accroître le nombre déjà considérable de ceux qui sont appliqués à la constatation des projectiles.

§ IV.

Nous ne pensons pas cependant qu'il faille reléguer dans l'oubli tous les instruments de récente invention :

leur concours pourra ne pas être inutile dans des cas exceptionnels, qu'il est permis jusqu'à un certain point de prévoir. Dans les plaies par armes à feu, où le débridement devrait de toute nécessité intéresser des couches très-épaisses, comme aux lombes ou à la région fessière; dans d'autres encore, où le projectile se serait creusé un long canal dans la substance osseuse elle-même, le diagnostic ne pourrait-il être éclairé par les nouveaux agents d'investigation, s'il était resté obscur par les difficultés mêmes de l'exploration ou par le défaut d'expérience spéciale du chirurgien ? Nous étudierons ces instruments avec quelques détails. Il ne sera peut-être pas sans intérêt d'ailleurs, pour nos camarades de l'armée, de trouver réunies et résumées toutes les descriptions éparses dans les journaux, et de connaître les inconvénients et les avantages que nous avons cru constater, dans les essais que nous avons faits ou vu faire de ces moyens de diagnostic.

Ces agents d'exploration ont été demandés à la chimie, à la physique et à l'instrumentation chirurgicale proprement dite.

1° On a pu penser à priori qu'une *substance chimique* inoffensive pour nos tissus portée au contact du plomb, en révélerait la présence et le siége par une réaction spéciale. La réponse jusqu'ici négative de la chimie ne permet pas de s'arrêter à cette idée.

2° On a eu recours ensuite à l'*électricité*, que M. Favre, de Marseille, a proposé le premier d'appliquer à la constatation des projectiles. Les substances métalliques conduisent très-bien le fluide électrique, les tissus et les liquides organiques fort mal, au contraire. Qu'on suppose les deux électrodes d'une petite pile dirigés au fond d'une plaie, en restant tout à fait isolés l'un de l'autre. Tant que leurs deux extrémités ne sont en rapport médiat que par les substances organiques liquides ou solides, le courant ne s'établit pas dans les deux fils. Si elles viennent à rencontrer un corps métallique, une balle, par exemple, il naît sur le champ. Un galvanomètre interposé sur le trajet de ce courant le révèle instantanément. Le principe est simple En est-il de même de l'application ?

M. Gavarret a fait devant plusieurs personnes l'essai d'un appareil construit par M. Rhumkorff. A Marseille, un médecin militaire, M. Fontan, aidé des conseils de M. Favre, a institué d'intéressantes expériences. L'appareil dont il s'est servi, et dont on trouvera la description dans la *Gazette des hôpitaux*, 29 nov. 1862, nous a paru un peu compliqué. Nous nous sommes adressé nous-même à l'obligeance de M. Rhumkorff, et ce très-habile physicien a bien voulu nous indiquer les modifications qui pourraient rendre son appareil simple, portatif, peu coûteux. Les diverses pièces qui le composeraient, réduites à un petit volume, tiendraient dans une boîte dont les dimensions n'excéderaient pas de beaucoup celles d'une trousse ordinaire. Elles comprendraient :

1° Une toute petite pile très-simple de Marié Davy, pouvant fonctionner à tout instant, avec un peu de bisulfate de mercure en solution ;

2° Deux fils conducteurs ;

3° Un galvanomètre du volume d'une petite boussole ;

4° Une sonde particulière assez simple. C'est une tige d'ivoire, contenant dans son intérieur deux fils métalliques, séparés et isolés l'un de l'autre par un mastic non conducteur de l'électricité. Ces deux fils communiquent d'une part avec la pile, et de l'autre ils forment à l'extrémité de la sonde deux petites pointes saillantes de quelques millimètres. C'est le bout qui doit être introduit dans la plaie. L'appareil ainsi composé est à l'abri de toute détérioration, et son prix de revient ne dépasserait pas 25 à 30 francs.

On comprend d'ailleurs très-bien son fonctionnement. Il convient de noter cependant que la couche oxydée qui recouvre le plomb ne conduit pas le fluide électrique, et qu'il faut, en quelque sorte, décaper le métal. Il suffit pour cela d'une légère pression; les deux pointes de la sonde ont bien vite dépassé la couche superficielle d'oxyde.

Cet appareil a l'avantage de déceler non-seulement le plomb, mais toutes les substances métalliques, et dans les expériences de M. Fontan, les deux pointes terminales de la sonde ont pu assurer le contact avec le projectile, malgré l'interposition des morceaux de toile, de drap, etc.

3° *Les instruments chirurgicaux proprement dits* comprennent le *stylet à boule de porcelaine* et ceux qui agissent en emportant une parcelle de plomb, et en mettant ainsi sous les yeux une portion *du corps du délit.*

Le stylet à boule de porcelaine envoyé à Pise par M. Nélaton a été construit par M. Charrière fils. L'idée première en appartient, comme nous l'avons déjà dit, à M. Em. Rousseau. Il est fort simple d'ailleurs; c'est une petite tige métallique avec une olive de porcelaine adaptée à l'une de ses extrémités. Cette porcelaine est blanche, non vernie; c'est celle qui est connue ordinairement sous le nom de biscuit. Le mode d'action de ce petit instrument se comprend aisément. On le pousse au fond de la plaie, et, l'appuyant contre le corps dur et suspect, on lui imprime un mouvement de rotation. La petite olive en porcelaine se macule d'un disque circulaire et noir d'oxyde de plomb. En la frottant ensuite contre un mortier en agate, on développe un reflet métallique qui accuse suffisamment l'existence du métal; ou mieux encore, la nature de la tache est révélée par les réactifs chimiques. Lorsqu'on veut répéter l'expérience avec le même stylet, on enlève facilement la première macule, à l'aide d'un morceau de papier de verre.

Il est juste de reconnaître qu'après l'omission du débridement et de la méthode ancienne d'exploration, ce stylet, envoyé par M. Nélaton, a rendu un service incontestable, et que, sans son intervention, l'extraction de la balle serait peut-être encore à opérer.

Mais ce qu'il nous importe de déterminer, c'est la valeur de l'instrument d'une manière générale. Plusieurs objections, à ce point de vue, s'élèvent d'elles-mêmes. On a dit que les souillures produites par le pus, le sang, les liquides altérés, ne pouvaient être confondues avec l'empreinte due au contact du plomb. Ce n'est pas là tout ce qu'on peut opposer. La boule terminale de l'instrument, de celui du moins que nous avons entre les mains, est assez volumineuse. Son introduction nous paraît devoir être difficile, souvent impossible même dans les trajets étroits et un peu longs. Mais ce qui est le vice radical, selon nous, de ce stylet, c'est que le contact immédiat de cette boule et du plomb sera souvent empêché par l'interposition de diverses substances, non-seulement dans les cas où il y aura au-devant de la balle des morceaux d'étoffes, de vêtements, mais en l'absence de cette complication. Le pus, le sang liquide coagulé, des débris cellulaires ou fongueux, les plus petites parcelles de tissu spongieux seront repoussées au fond de la plaie par le stylet à olive, comme par un refouloir. Le résultat sera nul, ce qui serait d'autant plus regrettable qu'on aurait cru avoir un moyen plus rigoureux. Enfin, car il est bien permis d'opposer des faits exceptionnels à un instrument dont l'emploi, même accepté, ne le serait qu'à titre d'exception, nous rappellerons ces cas où les balles creusant des sillons ou des conduits dans l'épaisseur des os, laissent sur leur trajet de petites parcelles de plomb. La boule de porcelaine pourrait rapporter une empreinte sans avoir touché le projectile lui-même plus profondément situé, et faire porter des tentatives d'extraction sur un point où elles ne seraient pas sans péril. A cette objection (beaucoup moins importante que la précédente, qui est capitale selon nous), on doit encore ajouter la difficulté de vérifier chimiquement la nature de l'empreinte, dans les circonstances exceptionnelles de la pratique militaire.

Divers instruments, qui décèlent la balle, en ramenant une portion de substance métallique, ont été proposés ; mais certes l'idée n'est pas nouvelle. Les anciens ont connu ce moyen auxiliaire du diagnostic. Plusieurs de leurs pinces à extraction, auxquelles on reprochait de ne pas saisir le projectile par son plus grand diamètre, n'enlevaient souvent qu'un fragment de plomb ; les tire-fonds eux-mêmes ont servi plus d'une fois à bien établir le siége précis de la balle, avant d'être implantés solidement dans sa substance. Baudens dit formellement que celui qu'il a inventé sert à la fois à l'exploration et à l'extraction. Desport eut un jour à traiter un malade qui présentait une fente d'un des pariétaux et « une noirceur au milieu de la fente. » La rugine lui ayant fait connaître que c'était du plomb, il se résolut à appliquer une couronne de trépan. Ce n'est donc pas une nouveauté que le moyen de diagnostic reproduit récemment par quelques chirurgiens.

M. le docteur Toutant (1) a décrit, il y a déjà plusieurs années, un trocart de son invention, analogue à celui dont on se sert pour les ponctions exploratrices, mais portant une entaille près de sa pointe. On introduit ce trocart, protégé par sa canule, jusqu'au corps étranger, dans lequel on le fait pénétrer. On le retire ensuite, en le faisant rentrer dans sa gaîne, et on trouve dans l'entaille des parcelles du corps exploré.

M. le docteur Baudry d'Evreux (2) a proposé « de remplacer, pour l'exploration, le stylet par des pinces à panse-
« sement aussi légères, aussi fines que possible, dont les
« extrémités bien faites, bien taillées, se réuniraient

(1) *Essai de classification des tumeurs*, etc., Thèse, Paris, 1851.

(2) *Union médicale*, 8 novembre 1862.

« hermétiquement par des bords assez coupants (1). »

Enfin M. Nélaton, avant d'adopter le stylet à olive de porcelaine, avait pensé à employer « un petit stylet taillé en « lime à l'une de ses extrémités, qui aurait pu enlever, par « un mouvement rotatoire, quelques parcelles métalliques « de la surface du corps étranger. » M. Mathieu en construisit plusieurs suivant cette indication ; mais il n'est pas dit s'ils furent expérimentés, ou si on en obtint un résultat satisfaisant.

Nous avons cherché, de notre côté, un instrument qui pût accuser la présence et le siége de la balle, en emportant une portion *du corps du délit.* Les tire-fond, le trocart de M. Toutant, agissant par perforation, exigent un effort de pénétration qui n'est pas toujours sans danger, et il peut arriver qu'en les retirant avec une certaine force, pour enlever une portion de la substance métallique, celle-ci tombe au fond de la plaie. Un de nos plus habiles fabricants, M. Luer, après avoir essayé et comparé divers systèmes, nous a construit un petit instrument qui, par sa simplicité, la facilité, l'innocuité et la sûreté de son action, nous paraît avoir une supériorité très-marquée. C'est surtout sa simplicité qui le recommande (2). Ce n'est, en réalité, qu'un stylet boutonné qui, au moment où il explore un

---

(1) M. le docteur Franchini a fait fabriquer des pinces à pansement modifiées d'après cette indication (*Journal de médecine militaire de l'armée italienne*, nov. 1862).

(2) Ces avantages bien réels ont pu seuls nous décider à proposer cet instrument.

corps dur, résistant, se transforme en pince sur place et au gré du chirurgien. Le nom de *stylet-pince* lui conviendrait très-bien. La description, du reste, n'est pas compliquée, et on se le figurerait aisément sans qu'il fût indispensable d'en donner un dessin. — Qu'on se représente un stylet boutonné, fixé, à l'aide d'une vis, sur un manche en ivoire à quatre pans. Un peu plus gros que le stylet ordinaire, il remplit le même usage. Il en diffère en ce que, au lieu d'être formé d'une seule pièce, il en comprend deux : 1° une petite tige centrale, dont une extrémité est fixée dans le manche en ivoire, et dont l'autre est fendue en deux branches, terminées chacune par une petite curette à bords minces et tranchants. Ces deux petites branches, s'écartant par leur propre élasticité, forment pince ; rapprochées par la plus légère pression, elles présentent alors un bouton ; 2° une petite canule qui glisse sur la tige précédente. C'est le glissement de cette canule de bas en haut ou de haut en bas qui ouvre la pince ou la tient fermée sous forme de bouton terminal. Une rondelle métallique, qu'elle porte à sa partie supérieure, sert de point d'appui pour lui imprimer les mouvements, et c'est en même temps un curseur qui mesure l'écartement des petites branches.

La manœuvre est facile à saisir. Introduit dans la plaie, l'instrument est un stylet boutonné qui explore le projectile. Si la sensation est équivoque, pendant que d'une main on fixe le bouton contre le corps étranger, de l'autre, en attirant et en repoussant successivement la canule, on ouvre et on ferme la petite pince que cette extrémité boutonnée constitue. En ramenant alors l'instrument, on trouve entre

STYLET-PINCE (demi-grandeur.)

Fig. 2.

Fig. 1

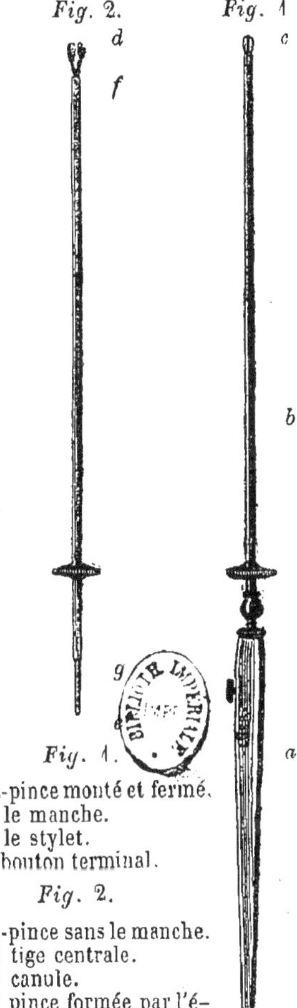

Fig. 1.

Stylet-pince monté et fermé.
a le manche.
b le stylet.
c bouton terminal.

Fig. 2.

Stylet-pince sans le manche.
ed tige centrale.
fg canule.
d pince formée par l'écartement des branches du bouton terminal.

les deux petites curettes une lamelle de plomb très-visible, très-reconnaissable.

Nous avons fait l'essai de ce *stylet-pince*, sur le cadavre, dans des expériences très-variées. Nous avons implanté des balles, diversement configurées, dans la profondeur des os de la face, l'apophyse mastoïde, les vertèbres lombaires, les os du bassin, les extrémités articulaires, et toujours ce moyen d'exploration nous a réussi. Il n'y a qu'une seule précaution à prendre : c'est d'appuyer d'une manière uniforme et soutenue l'extrémité boutonnée du stylet sur le projectile pendant qu'on ouvre et ferme la pince. Une très-légère pression suffit d'ailleurs, grâce à l'extrême facilité avec laquelle le plomb se laisse entamer superficiellement. Il n'est pas nécessaire que l'écartement des branches dépasse 2 à 3 millimètres. Quant à la petite lamelle extraite, elle est roulée sur elle-même ; elle présente une face mate et une face brillante (1) qui n'est pas ternie par les liquides de la plaie, et la rend très-visible à l'œil nu. Sous la loupe, c'est un copeau énorme. Le *stylet-pince* est d'ailleurs inoffensif, car les parcelles d'os ou de tout autre tissu qu'elle pourrait enlever seraient infiniment petites.

Cet instrument pourra toujours pénétrer dans des plaies étroites, fistuleuses ; il arrivera aisément à travers les liquides, les matières organiques, les débris osseux, au con-

(1) Ce reflet brillant fait reconnaître la plus minime parcelle de plomb. La paillette métallique n'est jamais d'ailleurs abandonnée au fond de la plaie ; elle est si adhérente aux curettes, qu'il faut l'en détacher à l'aide d'une petite secousse ou de la pointe d'un instrument.

tact de la balle, et s'il rencontre des morceaux d'étoffe et de cuir, il servira à leur extraction.

Le *stylet-pince*, construit par M. Luer, est solide ; nous avons pu faire un très-grand nombre d'expériences sans qu'il fût hors de service. Enfin, nous ne saurions trop y insister, malgré les détails de la description, il est simple, peut se mettre dans toute espèce de trousse, et remplacer jusqu'à un certain point le stylet ordinaire.

La seconde partie de cette longue étude se résume en une conclusion générale et pratique. La méthode ancienne d'exploration, y compris le débridement, qui en est un élément essentiel, nous semble devoir être conservée comme méthode ordinaire. Le bistouri qui débride, le stylet qui percute et explore peuvent suffire au chirurgien militaire. C'est à acquérir l'habileté et le tact qu'exige leur emploi que doivent tendre tous ses soins. Si, dans des cas très-exceptionnels, on juge nécessaire de recourir aux instruments qui viennent d'être décrits, le *stylet-pince*, d'une application prompte et facile, mérite, selon nous, la préférence. L'appareil électrique seul cependant peut déceler les substances métalliques autres que les balles de plomb.

Si nous nous sommes appesanti sur certains détails, s'il y a dans ce travail des longueurs un peu minutieuses, notre excuse est dans le choix même du sujet, dont aucune partie ne saurait être indifférente à la chirurgie militaire. Mais surtout la parole d'un grand chirurgien, homme de bien, nous absout : « *Il n'y a rien de mesquin,* a dit quelque part « J. L. Petit, *quand il s'agit de la vie des hommes.* »

FIN.

www.ingramcontent.com/pod-product-compliance
Ingram Content Group UK Ltd.
Pitfield, Milton Keynes, MK11 3LW, UK
UKHW020331220726
13923UKWH00003B/1498